BEI GRIN MACHT SICH IHR WISSEN BEZAHLT

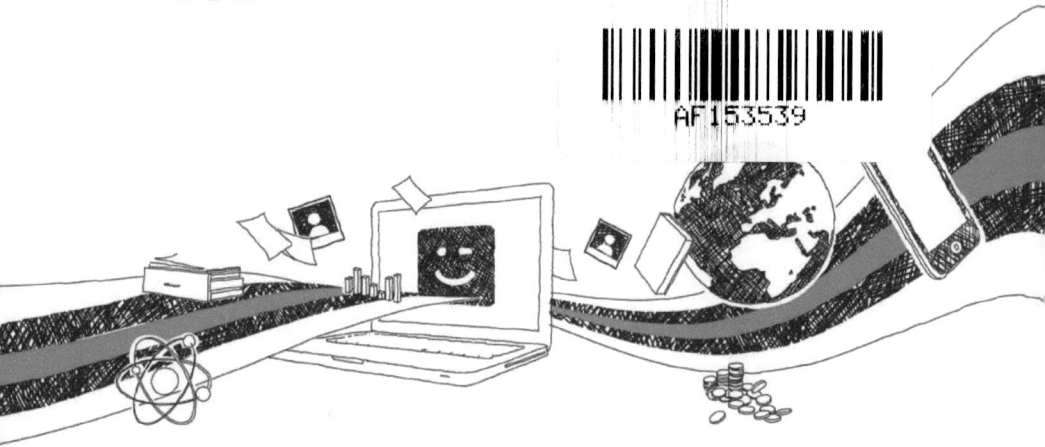

- Wir veröffentlichen Ihre Hausarbeit,
  Bachelor- und Masterarbeit

- Ihr eigenes eBook und Buch -
  weltweit in allen wichtigen Shops

- Verdienen Sie an jedem Verkauf

Jetzt bei www.GRIN.com hochladen und kostenlos publizieren

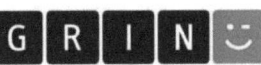

Bessere Schmerzlinderung. Schmerzlinderung während medizinischer Behandlungen und das Schmerzgedächtnis

Laura Güttler

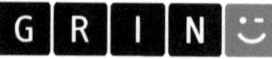

Bibliografische Information der Deutschen Nationalbibliothek:

Die Deutsche Nationalbibliothek verzeichnet diese Publikation in der Deutschen Nationalbibliografie; detaillierte bibliografische Daten sind im Internet über http://dnb.d-nb.de abrufbar.

ISBN: 9783346919892
Dieses Buch ist auch als E-Book erhältlich.

Das Buch bei GRIN: https://www.grin.com/document/1379329

Evangelische Hochschule Nürnberg

Studiengang: Soziale Arbeit

Modul: Einführung in die Volkswirtschaftslehre

Hausarbeit zum Thema:

Wie lassen sich Schmerzen besser lindern?

Vorgelegt von: Laura Güttler

Fachsemester: 1

Themennummer: 6.7

Inhaltsverzeichnis

1. Einleitung...1

2. Die Höchststand-Ende-Regel......................................2

3. Das erlebende und das erinnernde Selbst...................4

4. Ökonomische Forschungsarbeit: Der Kältedrucktest...........5

    4.1. Die Forschungsmethode......................................5

    4.2. Das Verfahren..6

    4.3. Die Ergebnisse..6

    4.4. Interpretation der Ergebnisse..........................8

5. Angrenzende Literatur zur Forschungsarbeit............10

    5.1. Vergleich mit anderen Studien.......................10

    5.2. Methoden in der medizinischen Praxis............12

6. Fazit..14

7. Literaturverzeichnis..15

1. Einleitung

Schmerzen sind allgegenwärtig, auch im täglichen Leben. Heilmethoden sind dabei ähnlich präsent wie der Schmerz selbst. Es gibt zahlreiche Schmerzmittel, chemisch und natürlich; unzählbar verschiedene Therapie- und Lösungsansätze. Doch gibt es auch Methoden, die bereits während medizinischer Behandlungen Schmerzlinderung verschaffen? Inwiefern spielt dabei das Schmerzgedächtnis eine Rolle und ist es möglich, die Erinnerungen an die Schmerzen zu beeinflussen?

Daniel Kahnemann, Ökonom und Nobelpreisträger, bringt diesbezüglich den Nutzenbegriff ins Spiel (vgl. Kahnemann 2012: 465ff). Hierbei differenziert er zwischen dem Erfahrungsnutzen und dem Entscheidungsnutzen. Der Entscheidungsnutzen werde ausschließlich nach „Regeln der Rationalität [...] beurteilt". Die Deckungsgleichheit der beiden Nutzenbegriffe ist nach Kahnemann nur dann gegeben, wenn „Menschen das wollen, was sie genießen und genießen, wofür sie sich entscheiden" und spricht dadurch auch das rationale Verhalten bei Entscheidungen an. Rationale Entscheidungen beruhen somit stets auf der Ermittlung eines messbaren Nutzens als Ergebnis für eine Entscheidung. Ein elementarer Aspekt für den Erfahrungsnutzen in Bezug auf Entscheidungen ist das Gefühl von Lust oder Schmerz, das mit der Entscheidung verbunden ist. Damit kommt jedoch die Frage auf, wie akkurat sich der Erfahrungsnutzen messen lässt. Wie viel Vergnügen empfindet man an einem Tag am Strand und wie viel Schmerz während eines medizinischen Eingriffs? Wie sollten Fragen dieser Art beantwortet werden? Bei Entscheidungen wählen wir oft die Option, die uns die meiste Freude bereitet und somit auch den größtmöglichen Nutzen bringt. Eine große Anzahl von Entscheidungen beruht auf Erfahrungen. Wir erwarten, dass uns etwas gefällt, wenn es uns in der Vergangenheit bereits gefallen hat und umgekehrt. Wie genau sind diese Erfahrungswerte und bieten sie Orientierung bei zukünftigen Entscheidungen?

Eine Methode zur Messung des Erfahrungsnutzens ist beispielsweise das Hedonimeter, ein elektronisches Tagebuch, das affektive Erfahrungen misst und im 19. Jahrhundert vom britischen Ökonom Francis Edgeworth erfunden wurde (vgl. Colander 2012). Dabei spielt laut Edgeworth die Zeit eine tragende Rolle. Wenn beispielsweise die Zeit, die am Strand verbracht wird, verdoppelt werden würde, würde sich ebenso der „gesamte Erfahrungsnutzen dieser Episode" verdoppeln, so Kahnemann 2012. Großer Schmerz am Ende einer Erfahrung verschlechtert das Gefühl an die Erfahrung nochmals sehr stark. Schöne Momente verbessern es. In der vorliegenden Hausarbeit soll überprüft werden, wie sich dies auf Methoden zur Linderung von Schmerzen übertragen lässt.

2. Die Höchststand-Ende-Regel:

Ein Experiment, das bezüglich der Diskrepanzen zwischen Entscheidungsnutzen und Erfahrungsnutzen besonders einschlagende Ergebnisse erzielt hat, fand 1996 statt. Es sollte untersucht werden, wie Schmerzen beurteilt werden. Kahnemann entwarf gemeinsam mit Dr. Donald Redelmeier, Arzt und Wissenschaftler, eine Studie, bei der sich Patienten einer Darmspiegelung unterzogen (vgl. Kahnemann 2012: 467ff). Diese minimalinvasive Untersuchung dauerte bei der Untersuchung von 154 Personen zwischen vier und 69 Minuten. Heutzutage wird während dieser Untersuchung routinemäßig ein Narkotikum und ein amnestisches Medikament eingesetzt und somit sind Schmerzen kaum noch von Nöten, doch 1996 waren diese Medikamente noch nicht gängig und die Untersuchung wurde ohne Betäubung durchgeführt. Alle 60 Sekunden wurden die Patienten nach ihrem Wohlbefinden befragt. Sie sollten die Intensität der Schmerzen auf einer Skala von 1-10 angeben, wobei 1 „schmerzfrei" und 10 „unerträgliche Schmerzen" bedeutet.

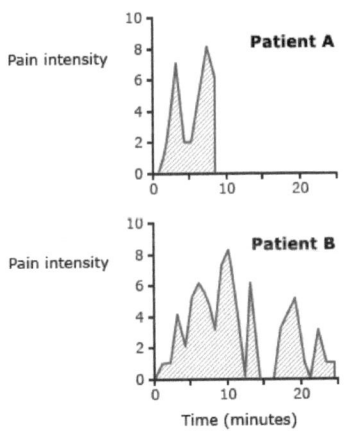

Die Abbildungen links zeigen Profile von Erfahrungen von zwei ausgewählten Teilnehmern der Studie und deren Schmerzen während der Darmspiegelung. Auf der y-Achse der beiden Diagramme lässt sich die Schmerzintensität von Null bis 10 ablesen, auf der x-Achse die Dauer der Untersuchung in Minuten von Null bis 25. Im oberen Diagramm sind die Ergebnisse von Patient A, im unteren Diagramm die Ergebnisse von Patient B.

Abb. 1: Kahnemann/Schreiber 1996

Bei Patient A dauerte die Untersuchung acht Minuten, bei Patient B 24 Minuten. Insgesamt wurden sehr unterschiedliche Messungen erzielt. Bei der Betrachtung der beiden Abbildungen lässt sich behaupten, dass Patient B insgesamt mehr Schmerzen verspürt hat, was sich wohl darauf zurückführen lässt, dass dessen Untersuchung dreimal so lang andauerte wie die von Patient A. Jedoch endete die Untersuchung von Patient B mit einer eins auf der Schmerzskala, bei Patient A mit einer sieben. Als die beiden Patienten am Ende des Versuchs nach ihren Erfahrungen befragt wurden, wurde festgestellt, dass Patient A eine deutlich schlechtere Erinnerung an die Untersuchung behielt

2

als Patient B. Weiterhin schienen die Zeit und die Gesamtsumme der Schmerzen keinen Einfluss auf die Bewertung zu nehmen.

Vielmehr verdeutlichte dieses Experiment ein Muster, das Kahnemann und Redelmeier bereits bei anderen Versuchen erkannten: Die Höchststand-Ende-Regel („Peak-End-Rule"), die aufzeigt, dass die Bewertung der Schmerzen von Patienten sich nach dem Höhepunkt der Schmerzen (der Punkt, an dem die Schmerzintensität am stärksten ist) sowie dem Endpunkt der Behandlung richtet. Somit ist auch die oben genannte Annahme falsch, dass die Dauer der Behandlung Einfluss auf die Beurteilung der Schmerzsumme nahm. Im Gegenteil, die Dauer „hatte nicht die geringste Auswirkung auf die Einschätzung der Schmerzsumme" (Kahnemann 2012: 468), folglich auch keine Auswirkung auf die retrospektive Einschätzung des Erfahrungsnutzens. Patienten, die genau die gleiche Menge an Schmerzen erlebt haben, könnten den Eingriff im Nachhinein demnach völlig unterschiedlich bewerten – je nachdem, wie unangenehm der schlimmste und der letzte Moment waren. Die Patienten folgten dabei ihrer Intuition, anstatt rational zu beurteilen.

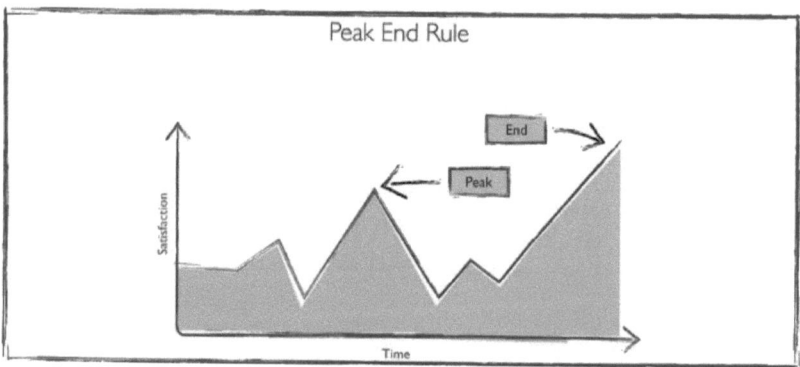

Die obige Abbildung veranschaulicht die Höchststand-Ende-Regel grafisch. Auf der y-Achse ist die Höhe der Zufriedenheit („satisfactio") abzulesen, auf der x-Achse die zugehörige Zeit.

Abb. 2. „Peak-End-Rule" (Medium Theuxblog 2018)

3. Das erlebende und das erinnernde Selbst

Kahnemann (2012: 470). spricht im Zusammenhang mit diesen Erkenntnissen von zwei „Selbsten" (selves): dem erlebenden Selbst und dem erinnernden Selbst. Das erlebende Selbst bezieht sich auf den Moment an sich, das erinnernde Selbst an die Gesamtsumme der Erinnerungen: „Erinnerungen sind alles, was uns von unseren Lebenserfahrungen bleibt, und die einzige Perspektive, die wir uns zu eigen machen können, wenn wir über unser Leben nachdenken, ist daher die des erinnernden Selbst". Erinnerungen lassen sich aber nur schwer von Erfahrungen unterscheiden. Und auch wenn eine Erfahrung grundsätzlich positiv war – wenn der Schluss negativ in Erinnerung bleibt, bleibt die komplette Erfahrung negativ in Erinnerung. Dies sei eine „zwingende kognitive Illusion" und macht uns Glauben, „eine vergangene Erfahrung sei von Grund auf negativ gewesen".

Der Kommentar eines Zuhörers nach einem Vortrag von Kahnemann „verdeutlicht die Schwierigkeit, Erinnerungen von Erfahrungen zu unterscheiden". Der Zuhörer berichtete von einer Situation, die grundsätzlich positiv war. Er habe klassische Musik auf einer CD gehört, die „zum Ende hin zerkratzt gewesen sei, was entsetzliche Geräusche erzeugt habe". Der Zuhörer gab an, dass die Geräusche am Ende ihm „das ganze Erlebnis verdorben" haben. Kahnemann sieht dies als inkorrekt an, da nicht das Erlebnis an sich schlecht war, „sondern nur die Erinnerung daran". Nicht die Erfahrung an sich wurde ruiniert, nur die Erinnerung des Zuhörers. Die Frage kommt auf, ob die tatsächliche Erfahrung nicht zählt.

In einem TED Talk erwähnte Kahnemann die Tatsache, dass ein Moment der Erinnerung (die psychologische Gegenwart) etwa drei Sekunden andauert und es im Leben eines Menschen etwa 600 Millionen davon gibt. In einem Monat etwa 600.000. Die meisten von ihnen hinterlassen keine Spur und die meisten werden vom erinnernden Selbst komplett ignoriert. Dennoch zählen alle von Ihnen und die Gesamtsumme macht das Leben aus (vgl. Kahnemann 2010). Zeit sei hierbei die Variable, die das erinnernde Selbst vom erlebenden Selbst unterscheidet. Kahnemann stellt sich die Frage, warum Erinnerungen in Bezug auf Entscheidungen mehr Gewichtung gegeben wird als Erfahrungen.

Auch in Bezug auf Glücklichkeit lassen sich diese Erkenntnisse beziehen. In Bezug auf finanzielle Mittel erwähnt Kahnemann 2010 folgendes: „Money does not buy you experiential happiness, but lack of money certainly buys you misery." Geld sorgt also nicht zwingend dafür, dass man mit seinem Leben glücklich ist – aber Geldmangel bereite stets Sorgen.

Das erinnernde Selbst ist dasjenige Selbst, das „Buch führt und bestimmt, was wir aus dem Leben lernen" und insofern auch die Macht besitzt, die Entscheidungen zu treffen (Kahnemann 2012: 470).

4. Der Kältedrucktest

Um die „Entscheidungsmacht des erinnernden Selbst zu veranschaulichen" wurde ein Experiment durchgeführt, das als „Kältedrucktest" bezeichnet wird. (Kahnemann 2012: 471).

Es sollte hierbei nach einer Möglichkeit gesucht werden, bei der die Probanden vorsätzlich mehr Schmerz in Kauf nehmen (vgl. Kahnemann et al. 1993). Diese sollten ihre Hand bis zum Handgelenk in schmerzhaft kaltes Wasser eintauchen.

4.1. Die Forschungsmethode:

Die Teilnehmer des Experiments wurden zwei verschiedenen Versuchen ausgesetzt:

1. Beim ersten Versuch sollten sie ihre Hand 60 Sekunden lang in auf 14,1 Grad Celsius abgekühltes Wasser halten. Diese Temperatur wird als „unangenehm, aber nicht unerträglich kalt" erlebt (Kahnemann 2012: 471). Nach den 60 Sekunden wurde den Probanden ein warmes Handtuch angeboten.
2. Der zweite Versuch dauerte 30 Sekunden länger, wobei die ersten 60 Sekunden genauso abliefen wie bei Versuch 1. In den zusätzlichen 30 Sekunden wurde die Wassertemperatur um etwa ein Grad auf 15,2 Grad Celsius aufgewärmt, „gerade genug für die meisten Probanden, um eine leichte Abnahme der Schmerzintensität zu empfinden".

Bei den Probanden handelte es sich um 32 Studenten der Universität von Kalifornien im Alter von 19 bis 39, was ein durchschnittliches Alter von 22,5 ergab. Die Teilnehmer des Experiments nahmen vor der Teilnahme an einer ärztlichen Untersuchung sowie einem Drogentest teil, um sicherzustellen, dass sie gesund waren (vgl. Kahnemann et al. 1993).

Die Probanden legten ihre Hand in eine Wanne aus Plastik, mit einer Füllhöhe von 11cm, was sieben Litern Wasser entsprach. Zur Aufrechterhaltung der konstanten Temperatur von 14,1 Grad Celsius sowie der Erwärmung beim 2. Versuch wurden zwei verschiedene Wasserpumpen verwendet.

Zur Messung der Schmerzen bzw. des Unbehagens („discomfort") erhielten die Probanden ein „discomfort meter", auf dem sich linear angeordnet 15 Leuchtdioden (LEDs) befanden. Eine einzelne LED an einem Ende der Anzeige blieb jederzeit grün beleuchtet. Mithilfe eines Potentiometers konnten die Probanden die Anzahl der roten LEDs kontrollieren und somit angeben, in welchem Stadium der Schmerzen sie sich gerade befanden. Alle 5 Sekunden wurden diese Werte von einem Computer aktualisiert und neu berechnet, der ebenso dafür sorgte, dass die Wassertemperatur aufrecht blieb. Die Probanden konnten Schmerzen von null bis 14 angeben, wobei 0 keinerlei Beschwerden und 14 unerträgliche Beschwerden bedeutete.

4.2. Das Verfahren

Die Probanden wurden jeweils einzeln getestet. Es wurde ihnen mitgeteilt, dass das Experiment die Höhe der Beschwerden misst und sie ihre Hand zu drei verschieden Gelegenheiten in kaltes Wasser eintauchen müssen. Bevor die Probanden ihre Teilnahme am Experiment erklärten, tauchten sie ihre beiden Hände probehalber für fünf Sekunden in das kalte Wasser ein. Es wurde ihnen gesagt, dass das Experiment auf die genau gleiche Weise ablaufen würde – mit dem Unterschied, dass im ersten Teil des Experiments die eine Hand und im zweiten Teil des Experiments die andere Hand in das Wasser eingetaucht wird.

Bevor das Experiment gestartet wurde, tauchten die Teilnehmer beide Hände für zwei Minuten in Wasser mit Raumtemperatur. Da das Experiment auf freiwilliger Basis war, hatten die Teilnehmer während des Experiments jederzeit die Möglichkeit, die Hand aus dem Wasser herauszunehmen, worauf jedoch niemand zurückgriff.

Nach den beiden Versuchen sollten die Versuchspersonen einen Fragebogen ausfüllen. Die erste Frage lautete: Angenommen, wir würden Sie morgen dafür bezahlen, einen der beiden Versuche zu wiederholen. Für welchen würden Sie sich entscheiden? Die nächste Frage lautete: Für den 3. Versuch heute können Sie sich aussuchen, ob Sie lieber den 1. oder den 2. Versuch von heute wiederholen möchten. Für welchen entscheiden Sie sich?

Zwei der Probanden, die widersprüchliche Antworten gaben, wurden ersetzt. Die Teilnehmer hatten nun die Möglichkeit, ihre Ergebnisse und Erfahrungswerte miteinander zu vergleichen. Dabei wurden weitere Fragen gestellt, wie beispielsweise: Welcher Versuch hat bei Ihnen größere Beschwerden ausgelöst?, Welcher Versuch hat länger gedauert?, Welcher Versuch hat sich kälter angefühlt?. Im Anschluss wurde den Probanden dann mitgeteilt, dass es keinen 3. Versuch geben würde.

4.3. Die Ergebnisse

Beim kurzen Versuch sowie den ersten 60 Sekunden des langen Versuchs wurden mithilfe der LEDs beinahe übereinstimmende Ergebnisse bezüglich des Schmerzempfindens festgestellt (8,34 Punkte auf der Schmerzskala beim kurzen Versuch und 8,44 Punkte beim langen Versuch). Die graduelle

Erhöhung der Wassertemperatur um circa ein Grad Celsius in den letzten 30 Sekunden des langen Versuchs wirkte sich erheblich auf die Ergebnisse aus. Es wurde ein Rückgang auf durchschnittlich 6,80 Punkte auf der Schmerzskala festgestellt. Die hohe Empfindlichkeit auf Temperaturveränderungen bestätigten bereits frühere Experimente und Untersuchungen. Jedoch reagierten nicht alle Probanden kommensurabel auf die Veränderung der Wassertemperatur. 11 der 32 Teilnehmer des Experiments zeigten auf der Schmerzskala nur einen Punkt oder weniger Unterschied im Vergleich zu den o. g. Ergebnissen. Zwei Teilnehmer äußerten sogar einen Anstieg der Schmerzen in den letzten 30 Sekunden des Versuchs.

Insgesamt entschieden sich 22 der 32 Probanden (≙ 69%) dafür, den langen Versuch zu wiederholen. Von den 21 Probanden, die eine Verminderung von zwei oder mehr Punkten auf der Skala angaben, entschieden sich 17 (81%) für eine Wiederholung des 2. Versuchs. Von den 11 Probanden, die einen Punkt oder weniger Veränderung angaben, entschieden sich sechs für den kurzen Versuch und fünf für den langen. Dennoch gaben die meisten Probanden an, dass der 2. Versuch geringere Beschwerden bei Ihnen ausgelöst hatte und ihn insofern auch angenehmer in Erinnerung behielten. Weitere Versuche zeigten auf, dass es keinerlei Einfluss darauf nahm, welcher der beiden Versuche zuerst ausgeführt und welche Hand dabei benutzt wurde.

Es ließen sich zwei Schlussfolgerungen herauskristallisieren:

1. Die Probanden entschieden sich fast immer dazu, den Versuch zu wiederholen, der ihnen als weniger schmerzhaft in Erinnerung blieb bzw. insgesamt weniger Beschwerden auslöste.
2. Die Dauer der Versuche hatte keinerlei Einfluss auf die Höhe der Schmerzen.

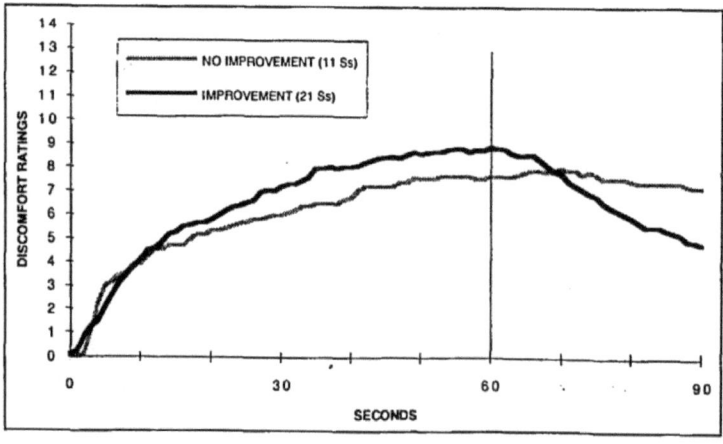

Auf der y-Achse des Koordinatenverzeichnisses befindet sich die Schmerzskala von 0 bis 14. Auf der x-Achse ist die Höhe der Sekunden von 0 bis 90 angegeben. Die dünnere Kurve zeigt diejenigen Probanden, bei denen keine Schmerzlinderung stattgefunden hat. Bei diesen 11 Personen bleibt die Kurve konstant. Bei den 22 Probanden, bei denen eine Linderung der Schmerzen eintrat, ist ab ca. Sekunde 67 ein rapider Abfall auf der Schmerzskala zu bemerken.

Abb. 3: Kahnemann et al. 1993

4.4. Interpretation der Ergebnisse:

Dieses Experiment bestätigte nochmals die Kernaussage der Höchststand-Ende-Regel, die besagt, dass die Dauer einer Untersuchung keine Auswirkungen auf die Summe des Schmerzempfindens hat im Gegensatz zum schmerzhaftesten Moment und dem Schmerzempfinden beim Endzeitpunkt. Für den durchschnittlichen Probanden war der schmerzhafteste Moment beim kurzen und beim langen Versuch gleich unangenehm, aber der Endzeitpunkt war beim langen Versuch angenehmer. Eine Minderheit der Probanden erlebte keine Veränderung der Schmerzintensität beim langen Versuch. Die Höchststand-Ende-Regel sagt voraus, dass der kurze und der lange Versuch gleich unangenehm für diese Teilnehmer sein würde, was sich auch bestätigte. Die Regel erklärt sowohl die Übereinstimmung mit der Vorhersage als auch deren Abweichung. Die starke Präferenz für die Wiederholung des langen Versuchs bestätigte sich in einer Replikation des Experiments, bei der sich 24 von 37 Probanden für die Wiederholung des langen Versuchs entschieden. Auch in zwei folgenden Experimenten bestätigte sich die Aussage der Höchststand-Ende-Regel.

Die Höchststand-Ende-Regel zeigt auch auf, dass Menschen dazu neigen, ausgewählte Momente zur Beurteilung von Gesamterfahrungen zu nutzen. Ähnlich, wie Objekte in Form von ihren speziellen Merkmalen visuell dargestellt werden können, kann das kognitive System auch umfassende Erfahrungen in einzelnen Momenten darstellen. Zusätzliche Informationen werden oft nicht genutzt.

Anhand des Fragebogens konnte belegt werden, dass die meisten Probanden im vorangegangenen Experiment die Dauer der beiden Versuch korrekt bestimmen konnten, aber sie nutzten dieses Wissen nicht bei ihrer Entscheidung. Da die Probanden aus dem langen Versuch keine Vorteile zogen, setzten sie sich mehr Schmerzen als notwendig gewesen wäre aus. Daher wird angenommen, dass die Probanden schlicht und ergreifend einen Fehler gemacht haben. Es ist ebenfalls anzunehmen, dass sich die Probanden deshalb dafür entschieden haben, weil sie eine bessere Erinnerung an den 2. Versuch besitzen, nicht weil sie bereit waren, mehr Schmerzen in Kauf zu nehmen. Wie es auch meist bei anderen Entscheidungen gehandhabt wird, vertrauten die Teilnehmer des Experiments retrospektiven Erfahrungswerten als Basis für ihre Entscheidung. Denn es ist eine menschliche Eigenschaft, die Erfahrungen zu wiederholen, die einem positiv im Gedächtnis bleiben. Was ist auch falsch daran, das Experiment zu wiederholen, an das man die bessere Erinnerung behält? Die retrospektiven Einschätzungen von Erfahrungen sind der Leitfaden für zukünftige Entscheidungen. Das müssen nicht unbedingt die Erfahrungen sein, die die größten Glücksmomente oder den geringsten Anteil an Schmerz beschert haben. Dennoch hat das Experiment auch aufgezeigt, dass dieser Leitfaden sich auch irren kann (vgl. Kahnemann et al. 1993).

Auch sollte dieses Experiment einen „Interessenskonflikt zwischen dem erlebenden und dem erinnernden Selbst sowie zwischen dem Erfahrungs- und dem Entscheidungsnutzen erzeugen" (Kahnemann 2012: 472). Der lange Versuch war für das erlebende Selbst schlimmer, wobei erwartet wurde, dass das erinnernde Selbst „eine andere Meinung hätte." Denn die Höchststand-Ende-Regel sagte vorher, dass der kurze Versuch schlechter in Erinnerung bleiben würde als der lange. Daher wurde davon ausgegangen, dass die Teilnehmer des Experiments den langen Versuch „in besserer Erinnerung behalten hatten und sich dafür entscheiden würden, ihn zu wiederholen". Kahnemanns Studie beweist, dass nicht vollständig darauf vertraut werden kann, „dass sich in unseren Präferenzen unsere Interessen widerspiegeln, selbst, wenn sie auf persönlichen Erfahrungen beruhen." Erinnerungen können auch fehlerhaft sein.

Die Forschungsmethode zeigt sowohl quantitative als auch qualitative Merkmale auf. Kahnemann entwickelte neue Theorien, was eher auf eine qualitative Forschung hinweist. Jedoch wurden die Ergebnisse anhand eines Fragebogens statistisch ausgewertet, was ein Merkmal der quantitativen Methode ist. Bei qualitativen Methoden werden die Ergebnisse eher durch Einzelfallstudien ermittelt. Insofern lässt sich nicht hundertprozentig bestimmen, um welche Methode es sich handelt.

5. Angrenzende Literatur zur Forschungsarbeit

In diesem Unterpunkt sollen Kahnemanns Thesen mit anderen Studien aus der Literatur verglichen werden. Weiterhin soll ein Bezug zur medizinischen Praxis hergestellt werden.

5.1. Vergleich mit anderen Studien

Kahnemann und Schreiber (2000) führten eine weitere Studie zu dem Thema durch, bei der die Teilnehmer unangenehmen Geräuschen verschiedener Dauer und Lautstärke ausgesetzt wurden. Bei den insgesamt vier Experimenten der Studie wurden starke Parallelen zu den retrospektiven Einschätzungen aufgezeigt. Auch wurden Parallelen zur Höchststand-Ende-Regel festgestellt.

Fredrickson (2000) führte im selben Jahr eine große Anzahl von Experimenten durch. Die Studie überprüfte bereits bestehende empirische Nachforschungen auf Grundlage der Hypothese der Höchststand-Ende-Regel und gab wegweisende Richtungen für die zukünftige Arbeit in diesem Studiengebiet. Dabei legte Frederickson den Fokus besonders darauf, persönliche Bedeutungen zu bewerten, die mit bestimmten Momenten und Emotionen verbunden sind. Es wird die Hypothese aufgestellt, dass Momente, die eine besondere Bedeutung für einen selbst haben, frühere affektive Erfahrungen bestimmten. Auch bestätigte sich, dass die Dauer bei der Höchststand-Ende-Regel meist keine große Rolle spielt.

In einem Experiment 2001 wurde in drei verschiedenen Studien von Studenten der Universität Illinois untersucht, dass die Art und Weise, wie das Leben eines Menschen endet, eine sehr hohe Gewichtung bei der Bewertung des Lebens insgesamt hat (vgl. Diener/Wirtz/Oishi 2001). Insgesamt haben 115 Studenten an der Studie teilgenommen. Sie haben hierbei kurze Lebensbeschreibungen von fiktiven Menschen gelesen und darüber beurteilt, für wie begehrenswert sie das jeweilige Leben hielten. Wenn ein wunderschönes und intensiv gelebtes Leben abrupt endet (z. B. durch einen Autounfall), wird dieses als insgesamt schöner angesehen als ein „nur" angenehmes Leben, bei dem der Lebende im hohen Alter auf „durchschnittliche Art und Weise" stirbt. Dies wird auch als „James Dean Effekt" bezeichnet. Für sich selbst jedoch sei ein besonders langes Leben erstrebenswerter. Auch diese Studie zeigte Parallelen zur Höchststand-Ende-Regel und beweist hiermit, auf wie viele verschiedene Situationen diese anwendbar ist.

Do, Rupert und Wolford (2008) führten zwei verschiedene Experimente zur Überprüfung der Regel durch. Es wurde vorhergesagt, dass sich die Testpersonen weniger über ein sehr begehrenswertes Geschenk freuen würden, wenn sie zusätzlich dazu ein weniger begehrenswertes Geschenk erhalten würden – auch wenn dieses 2. Geschenk den Gesamtwert steigert. Die beiden Experimente stützten die Vorhersage und zeigten auf, dass in manchen Fällen weniger Vergnügen („pleasure") höher bewertet wird als mehr Vergnügen – und in diesem Fall mehr Geschenke weniger Wert für die Teilnehmer hatten als weniger. Die Effekte von retrospektiven Bewertungen von Schmerz sind demzufolge auch auf die Bewertung von Vergnügen anwendbar.

Außerdem wurden Werbungen im Fernsehen, die positive Emotionen vermitteln, höher von Konsumenten bewertet, wenn diese auch ein positives Ende sowie intensive Höhepunkte aufzeigen (vgl. Baumgartner/Sujan/Padgett 1997).

Bei Tierversuchen wurden ebenso vergleichbare Ergebnisse erzielt. Ratten zum Exempel vernachlässigen ebenso die Dauer bei Lust- und Schmerzerfahrungen. Bei einem Experiment in den 50er Jahren wurde durch eine einfache Stimulation mit Lichtreizen eine Angstreaktion hervorgerufen, da der Lichtreiz einen Elektroschock ankündigte (vgl. Mowrer/Solomon 1954). Mehrere Gruppen von Ratten wurden einem unkonditioniertem Reiz (Schock) auf vier verschiedene Arten ausgesetzt:

- Kurzer Schock in Höhe von drei Sekunden mit abruptem Einsatz und Beendigung
- 10-Sekunden langer Schock mit abruptem Einsatz und Beendigung
- Kurzer Schock (vier Sekunden) mit abruptem Einsatz und allmählicher Beendigung
- Langer Schock (sieben Sekunden) mit abruptem Einsatz und allmählicher Beendigung

Nach kurzer Zeit entwickelten die Ratten physiologische Angstreaktionen vor dem Licht. Eine sehr bedeutsame Erkenntnis hierbei war, dass sich die Dauer des Schocks kaum bis gar nicht auf die Angstreaktion auswirkte. Nur die Intensität des Schmerzreizes war ausschlaggebend.

In weiteren Experimenten wurde aufgezeigt, dass Ratten es vorziehen zu verhungern, wenn sie stattdessen durch Drücken eines Hebels ihr Gehirn derart stimulieren können, dass durch Impulse ein intensives Lustgefühl erzeugt wird (vgl. Kahnemann 2012: 473). Die Ratten verhungern, weil sie „keine Pause zur Nahrungsaufnahme einlegen". Auch hier komme es alleine auf die Intensität an. „Bis zu einem gewissen Punkt scheint die Ausweitung der Dauer eines stimulierenden elektrischen Impulses das Verlangen des Tieres danach nicht zu steigern".

Die allgemeinere These, die besagt, dass Menschen nur selten in der Lage sind, rationale und widerspruchsfreie Entscheidungen mit optimalen ökonomischen Nutzen zu treffen, wird durch diese empirischen Befunde abermals belegt.

5.2. Methoden in der medizinischen Praxis

In Bezug auf die Linderung von Schmerzen lassen sich Kahnemanns Thesen sehr gut übertragen. Birgit Schmitz (2016) leidet seit 10 Jahren unter ihren chronischen, stechenden Kopfschmerzen, die zeitweise bis zu 12 Stunden am Tag auftreten. Diese wurden ärztlich diagnostiziert und sind auf eine Operation zurückzuführen. Schmitz gibt an, dass „die klitzekleinen Momente von Schmerzfreiheit" ihr stets große Hoffnungen auf Linderung bereiten. Schmitz greift hierbei auf Kahnemanns These vom erlebenden und erinnerndem Selbst zurück: „Nicht das Erlebte, sondern das, was ich davon erinnerte, würde meine Erzählung vom Schmerz prägen". Schmitz´ Neurologe empfiehl ihr, ihr Leben so zu leben, wie sie es sich vorstelle. Beispielsweise durch eine Fernreise. Der Neurologe „veränderte damit die Geschichte, die ich vom Schmerz erzählen würde, und diese Geschichte würde die Erfahrung selbst verändern." Ein Schmerzgedächtnis sei „nicht einfach zu löschen", aber positive Erlebnisse bzw. Erfahrungen können es positiv verändern. Auf diese Art und Weise erlangte Schmitz wieder Kontrolle über ihr Leben.

Ablenkung vom eigentlichen Schmerz ist generell eine gute Methode, um akuten Schmerzen Linderung zu verschaffen. Denn wenn sich auf den Schmerz konzentriert wird, erscheint dieser oftmals noch unangenehmer und stärker. In einem Blog vom Rückenzentrum (Mallwitz 2017) wird erklärt, dass z. B. chronische Schmerzpatienten sich beinahe ausschließlich mit ihren Schmerzen beschäftigen: „So erschaffen sie sich mit der Zeit eine Wahrnehmung, die sie immer häufiger an ihren Schmerz denken lässt." Diese Aufmerksamkeit, die den Schmerzen zugewendet wird, lässt sich jedoch auf andere Dinge und Empfindungen, beispielshalber andere Sinneswahrnehmungen, umlenken: „Ablenkungen jeder Art, dazu gehören auch Entspannung, Meditationen, Wärme- oder Kälteanwendungen, aber auch Selbstvertrauen oder eine optimistische Grundhaltung können zu einer Schmerzlinderung führen".

Weiterhin werden Kahnemanns Erkenntnisse bereits in der Praxis umgesetzt. Dr. Gerhard Schütz (2000), orientiert sich an dessen Thesen und zeigt auf, dass oftmals Behandlungen abgebrochen werden, weil die Patienten sie in schlechter Erinnerung behalten. Diese Erinnerung entscheiden oft über die weitere Behandlung: „Folgerichtig sollte alles dafür getan werden, dass der Patient potentiell schmerzhafte oder unangenehme Behandlungsschritte ‚vergisst' oder ausblendet." Schütz nennt zwei verschiedene Methoden, um dies in die Tat umzusetzen.

1. Ablenkung des Patienten während des schmerzhaftesten Behandlungszeitpunktes durch verbale, spannende Geschichten, welche mit einem „energischen Unterton" erzählt werden,

„die beim Patienten Identifikationsprozesse anregen und hierdurch einen maximalen Dissoziationsvorgang fördern."

2. „Suggestionen zur gezielten Amnesie präsentieren": am Ende der Behandlung, damit die Erlebnisse in den Hintergrund rücken.

Für Schütz ist es ebenso ausschlaggebend, mittels Hypnose „die Rekonstruktionsfähigkeit schmerzbezogener Behandlungsschritte so zu überlisten", dass die Erinnerungsfähigkeit des Patienten an die Behandlung auf ein Minimum reduziert werden kann. Da Hypnose Erinnerungen an die Behandlung beeinflussen kann, und zwar im amnestischen Sinne, sei sie ein geeignetes Mittel, um dem Patienten auch das Angstgefühl zu nehmen. Schütz erläutert, dass bereits die Beeinflussung von einem kleinen Teil „des potentiell schmerzhaften Geschehens" ausreicht, damit dem Patienten die Angst vor kommenden Behandlungen genommen werden kann.

Oder Kindern beispielsweise wird nach einer medizinischen Behandlung beim Zahnarzt oft eine Kleinigkeit wie Kaugummis geschenkt. Obwohl dies nichts mit der zahnärztlichen Behandlung an sich zu tun hat, bleibt den Kindern die Erinnerung daran dadurch sicher positiver in Erinnerung. Michael Meier, Projektleiter aus der Schweiz, sieht Feng-Shui als wichtigen Faktor dafür, wie einem Kind die medizinische Behandlung in Erinnerung bleibt (Fassbind 2011). Durch eine altersgerechte Gestaltung der Behandlungsräume einer Arztpraxis werden die Kinder von der bevorstehenden Behandlung abgelenkt: „Wir wollen die Kinder mit Aquarien und Spielsachen ablenken und sie mit stimmigen Licht- und Farbelementen beruhigen".

Es ist anzunehmen, dass bereits deutlich mehr Mediziner sich an Kahnemanns Forschungen orientieren, um den Patienten während der Behandlung Schmerzlinderung zu verschaffen. Es gibt zahlreiche Methoden, mit denen man beeinflussen kann, wie eine Behandlung nicht negativ im Gedächtnis bleibt. Kahnemann hat mit der Höchststand-Ende-Regel eine sehr sinnvolle Art und Weise aufgezeigt, wie das Schmerzgedächtnis von Patienten verändert werden kann.

Kritisch betrachtet lässt sich dies vermutlich nicht auf alle Behandlungen übertragen. Wenn die Schmerzen während einer Untersuchung sehr stark sind, hilft wohl nicht mal Ablenkung dagegen. Obwohl Schmerz eine subjektive Sinneswahrnehmung ist, ist es dennoch wichtig, vor Beginn der Untersuchung so viel Aufklärung zu leisten wie möglich, damit sich der Patient auf die Schmerzen einstellen kann und mit diesen dadurch auch besser umgehen kann. Wenn der Arzt kompetent ist und Einfühlungsvermögen zeigt, ist es dennoch möglich, eine Untersuchung so angenehm wie möglich zu gestalten. Zudem nimmt jede medizinische Behandlung irgendwann ein Ende.

6. Fazit

Kahnemann kommt in Bezug auf die Experimente, die durchgeführt wurden, zu folgendem Schluss: „Wenn der Entscheidungsnutzen nicht dem Erfahrungsnutzen entspricht, dann stimmt etwas mit der Entscheidung nicht" (Kahnemann 2012: 474). Dies ließ sich beim Kältedrucktestexperiment manifestieren, da die meisten Probanden sich dafür entschieden, den längeren Versuch zu wiederholen und insofern mehr Schmerzen in Kauf zu nehmen. Bei diesem Fehler traten „zwei Prinzipien der Gedächtnisbildung zum Vorschein". Die Höchststand-Ende-Regel sowie die Vernachlässigung der Dauer. Die Entscheidung sei somit „nicht richtig auf die Erfahrung abgestimmt". Wir scheinen folglich nicht voll und ganz auf unsere Präferenzen vertrauen zu können, „selbst, wenn sie auf persönlichen Erfahrungen beruhen und die Erinnerung an diese Erfahrung innerhalb der letzten Viertelstunde abgespeichert wurde!" Doch wie besagt die lateinische Redewendung so schön: Irren ist menschlich („errare humanum est").

Medizinische Behandlungen sind oft unangenehm und schmerzhaft. Kaum jemand geht freiwillig und gerne zum Arzt, sondern weil es gelegentlich einfach notwendig ist. Bezüglich Angstpatienten und auch allgemeiner betrachtet erscheinen die Theorien, die Kahnemann anhand seiner Versuche aufstellen konnte, sehr nützlich. Es konnte aufgezeigt werden, dass es durchaus Methoden gibt, die sich für die medizinische Praxis ableiten lassen. Um die Schmerzen von Patienten bereits während des Eingriffs so gering wie möglich zu halten, aber auch, um die Erinnerung an ebenjene Behandlungen zu verbessern. Indem z. B. die Behandlung mit einer geringen Schmerzintensität beendet wird oder das Schmerzlevel konstant auf einem erträglichen Level gehalten wird. Und wie in der Hausarbeit aufgezeigt wurde, hat dies bereits Einzug in die medizinische Praxis gefunden.

Vielleicht lassen sich diesbezüglich in Zukunft noch weitere Erkenntnisse feststellen. Die medizinische Forschung ist im Wandel, siehe beispielsweise die Fortschritte in Bezug auf die Erforschung und Behandlung des Humanen Immundefizienz-Virus (HIV). Früher war eine erfolgreiche Behandlung völlig undenkbar – inzwischen lässt es sich gut damit leben (The Lancet 2017).

Wenn eine früher lebensbedrohliche Krankheit inzwischen erfolgreich therapiert werden kann – ist es dann nicht möglich, medizinische Behandlungen angenehmer zu gestalten? Oder zumindest auf eine Art und Weise, dass die Patienten eine positive oder zumindest neutrale Erinnerung daran behalten.

7. Literaturverzeichnis

→ Baumgartner, Hans/Sujan, Mita/Padgett, Dan (1997): Patterns of affective reactions to advertisements: The integration of moment-tomoment responses into overall judgments. In: Journal of Marketing Research, 34. Jg., H. 2., S. 219-232.

→ Colander, David (2007): Retrospectives: Edgeworth´s Hedonimeter and the Quest to measure Utility. In: Journal of Economic Perspectives, 21. Jg., H. 2., S. 215-226.

→ Diener, Ed/Wirtz, Derrick/Oishi, Shigehiro (2001): End effects of rated life quality: The James Dean effect. In: Psychological Science, 12. Jg., H. 2, S. 124-128.

→ Do, Amy/Rupert, Alexander/Wolford, George (2008): Evaluations of pleasurable experiences: The peak–end rule. In: Psychonomic Bulletin & Review, 15. Jg., H. 1., S. 96-98.

→ Fassbind, Tina (2011): Das Kind soll den Arztbesuch positiv in Erinnerung behalten. In: Tagesanzeiger Zürich. [Online] Abgerufen von: https://www.tagesanzeiger.ch/zuerich/region/Das-Kind-soll-den-Arztbesuch-positiv-in-Erinnerung-haben/story/16722831 (Stand 24.02.2020)

→ Fredrickson, Barbara (2000): Extracting meaning from past affective experiences: The importance of peaks, ends, and specific emotions. In: Cognition & Emotion, 14. Jg., H. 4, S. 577-606.

→ Kahnemann, Daniel (2012): Schnelles Denken, Langsames Denken. München: Siedler Verlag.

→ Kahnemann, Daniel/Schreiber, Charles (2000): Determinants of the remembered utility of aversive sounds. In: Journal of Experimental Psychology, 129. Jg., H. 1., S. 27-42.

→ Kahnemann, Daniel/ Redelmeier, Donald (1996): Patients´ Memories of Painful Medical Treatments: Real- Time and Retrospective Evaluations of Two Minimally Invasive Procedures. In: Pain, 66. Jg., H. 1, S. 3-8.

→ Kahnemann, Daniel/Frederickson, Barbara/Schreiber, Charles/Redelmeier, Donald (1993): When more pain is preferred to less: adding a better end. In: Psychological sciene, 4. Jg., H. 6, S. 401-405.

→ Kahnemann, Daniel/ Tversky, Amos (1979): Prospect theory: An analysis of decisions under risk. In: Econometrica, 47. Jg., H. 2, S. 313-327.

→ Schütz, Gerhard (2008): Peak end rule oder: Wie wir uns an Schmerzen erinnern. In: DZzH-Mitteilungen, H. 5.

→ Mallwitz, Carina (2017): Ablenkung lässt Schmerzen in den Hintergrund treten. In: Rückhalt. [Online] Abgerufen von: https://ruecken-zentrum.de/blog/2017/08/17/alle/aufmerksamkeit-und-ablenkung-von-schmerzen/ (Stand 20.02.2020)

→ Mowrer, Orval/Solomon, L. N. (1954): Contiguity vs. Drive-Reduction in Conditioned Fear: The Proximity and Abruptness of Drive Reduction. In: American Journal of Psychology, 67. Jg., S. 15-25.

→ Schmitz, Birgit (2016): Chronische Krankheiten: Wir müssen über Schmerzen reden. In: ZEIT ONLINE. [Online]. Abgerufen von: https://www.zeit.de/kultur/2016-05/chronische-schmerzen-kopfschmerzen-psychologie-verbalisieren-10nach8/komplettansicht (Stand 20.02.2020)

→ Sontag, Andy (2018): The Peak End Rule: A simple trick for the complex task of designing better experiences. In: Medium Theuxblog. [Online]. Abgerufen von: https://medium.theuxblog.com/the-peak-end-rule-ff7246115248 (Stand 20.02.2020)

→ TED (01.03.2010): Daniel Kahnemann: Das Rätsel von Erleben vs. Gedächtnis. [YouTube]. Abgerufen von: https://www.youtube.com/watch?v=XgRlrBl-7Yg.

→ The Lancet (2017): Survival of HIV-positive patients starting antriretroviral therapy between 1996 and 2013: a collaborative analysis of cohort studies. In: The Lancet HIV, 4. Jg, H, 8, S. 349-356.

BEI GRIN MACHT SICH IHR WISSEN BEZAHLT

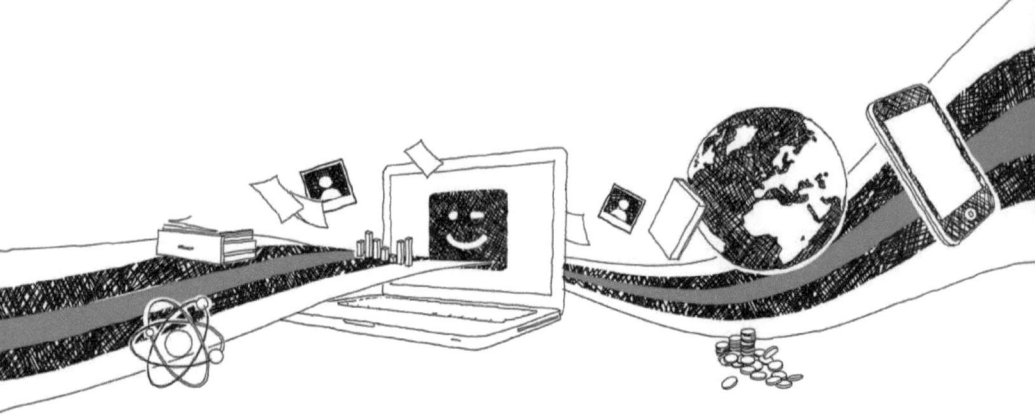

- Wir veröffentlichen Ihre Hausarbeit,
  Bachelor- und Masterarbeit

- Ihr eigenes eBook und Buch -
  weltweit in allen wichtigen Shops

- Verdienen Sie an jedem Verkauf

Jetzt bei www.GRIN.com hochladen
und kostenlos publizieren

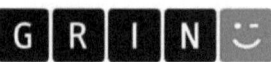